Bruno Brunetti

Manuel de Reiki

AF153800

Bruno Brunetti

Manuel de Reiki

Pratiques sur le corps-Niveau 1

Éditions Vie

Impressum / Mentions légales
Bibliografische Information der Deutschen Nationalbibliothek: Die Deutsche Nationalbibliothek verzeichnet diese Publikation in der Deutschen Nationalbibliografie; detaillierte bibliografische Daten sind im Internet über http://dnb.d-nb.de abrufbar.
Alle in diesem Buch genannten Marken und Produktnamen unterliegen warenzeichen-, marken- oder patentrechtlichem Schutz bzw. sind Warenzeichen oder eingetragene Warenzeichen der jeweiligen Inhaber. Die Wiedergabe von Marken, Produktnamen, Gebrauchsnamen, Handelsnamen, Warenbezeichnungen u.s.w. in diesem Werk berechtigt auch ohne besondere Kennzeichnung nicht zu der Annahme, dass solche Namen im Sinne der Warenzeichen- und Markenschutzgesetzgebung als frei zu betrachten wären und daher von jedermann benutzt werden dürften.

Information bibliographique publiée par la Deutsche Nationalbibliothek: La Deutsche Nationalbibliothek inscrit cette publication à la Deutsche Nationalbibliografie; des données bibliographiques détaillées sont disponibles sur internet à l'adresse http://dnb.d-nb.de.
Toutes marques et noms de produits mentionnés dans ce livre demeurent sous la protection des marques, des marques déposées et des brevets, et sont des marques ou des marques déposées de leurs détenteurs respectifs. L'utilisation des marques, noms de produits, noms communs, noms commerciaux, descriptions de produits, etc, même sans qu'ils soient mentionnés de façon particulière dans ce livre ne signifie en aucune façon que ces noms peuvent être utilisés sans restriction à l'égard de la législation pour la protection des marques et des marques déposées et pourraient donc être utilisés par quiconque.

Coverbild / Photo de couverture: www.ingimage.com

Verlag / Editeur:
Éditions Vie
ist ein Imprint der / est une marque déposée de
OmniScriptum GmbH & Co. KG
Heinrich-Böcking-Str. 6-8, 66121 Saarbrücken, Deutschland / Allemagne
Email: info@editions-vie.com

Herstellung: siehe letzte Seite /
Impression: voir la dernière page
ISBN: 978-3-639-74765-2

Copyright / Droit d'auteur © 2014 OmniScriptum GmbH & Co. KG
Alle Rechte vorbehalten. / Tous droits réservés. Saarbrücken 2014

Manuel de Reiki

Pratiques de niveau 1, sur le corps

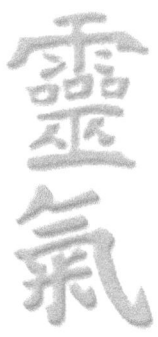

Inscrivez votre nom ici

Nom de votre maître enseignant

Méthode Reiki Usui Shiki Ryoho
© 2014 - Bruno Brunetti

Mes remerciements à Yogi Babacar Khâne, à Sir Martin Brofman, à tous les praticiens et enseignants de Reiki, à ma famille, mes amis, et à ceux qui m'ont soutenu.

Elle est en toi [1]

Ne cherche pas la vérité ailleurs,
Elle est en toi, en ton être.

Ne cherche pas la connaissance ailleurs,
Elle t'attend en ta foi intérieure.

Ne cherche pas la paix ailleurs,
Elle est installée dans ton cœur.

Ne cherche pas le bonheur ailleurs,
Il habite en toi, depuis l'éternité.

Il faut être et laisser faire,
Toi et le tout formez l'unité.

Ne cherche pas ailleurs,
il est là et attend un signe attentif.

La vie est une expérience heureuse,
Pour celui qui sait se retrouver.

La fontaine de l'âme est fraiche,
Pour le chercheur du jour et de la nuit.

Buvons pour de bon à la source de l'âme,
Notre soif sera à jamais étanchée.

Yogi Babacar KHANE
Extrait du *yoga de la parole*

Bonjour,

Ceci est votre manuel de praticien. Vous y trouverez tout ce dont vous avez besoin pour cheminer avec l'énergie du Reiki.

Technique de guérison millénaire, pratiquée par simple contact posé sur des zones clefs du corps, elle met en mouvement des énergies subtiles, et son action est vibratoire.

Instinctivement, en posant nos mains sur les douleurs de notre corps, nous mettons en jeu ces vibrations qui nous entourent. Nous avons cette merveilleuse faculté, de nous relier à ces vibrations de sagesse d'amour et d'abondance. La technique Reiki est facile à apprendre et à utiliser. Votre intention et votre intuition seront vos guides.

Pratiquer est un cadeau que vous pouvez vous faire chaque jour, ainsi qu'à vos proches. L'accueillir en vous, est un moyen d'épanouir toutes les dimensions de votre être. En vous laissant traverser par ce fluide, vous purifiez toutes les cellules de votre corps. Vous vous enveloppez dans son rayonnement protecteur. Vos centres d'énergie s'harmonisent. Vous vivez une sensation de justesse et de vérité personnelle.

L'étudier, c'est apprendre à développer votre confiance en votre guidance intérieure. Au début, de simples conseils guideront vos mains, et au fur et à mesure, vous serez plus attentifs à la voix intérieure de votre intuition.

Avec le Reiki, vous pourrez prendre la responsabilité de votre bien-être, et cesserez d'attendre des autres. Vous aurez la capacité de soulager les maux ou malaises de vos proches. Vous découvrirez, avec le second niveau, que le Reiki voyage instantanément en tout lieu, et n'est limité que par votre imagination, et votre créativité.

S'il est bon pour soi, il l'est peut-être, pour l'autre ? Expérimentez le Reiki sur vous-même, vos proches le verront. On ne peut donner que ce que nous avons reçus, et uniquement si on nous le demande. Recevoir ses bienfaits ne se trouve que dans une pratique assidue, honnête, sans attente et en toute liberté.

Je vous souhaite une bonne découverte, une belle pratique, et je vous remercie.
Bruno

Première Partie

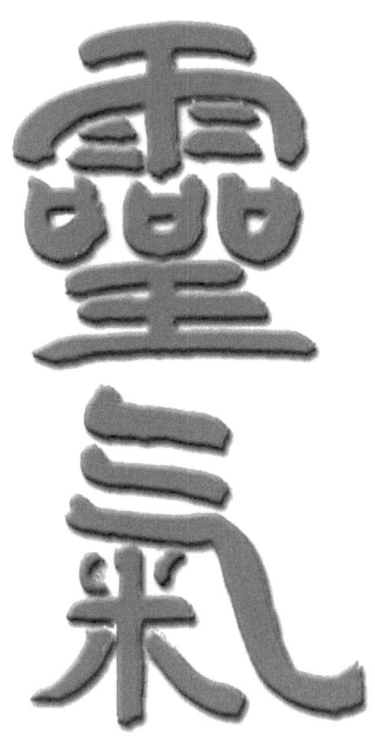

LES ORIGINES DU REIKI

L'histoire des origines du Reiki, est un formidable moyen de vous inciter à lire les nombreux ouvrages sur cette technique ; votre manuel ne peut à lui seul traiter ce sujet, car ce n'est ni son but, ni son ambition. Ici, vous ne trouverez qu'un bref aperçu, de l'histoire du Reiki et de son initiateur Mikao Usui.

1. L'histoire du Reiki au Japon

La méthode fut redécouverte au Japon, au début du siècle dernier, par le Dr Mikao Usui, un homme issu d'une famille modeste.

Usui passa la première partie de sa vie, à retrouver l'ancienne technique de guérison, utilisée par le Bouddha et ses disciples. Cette technique était tombée dans l'oubli ; la philosophie bouddhiste tend à privilégier l'esprit au corps.

Usui fréquenta une école de guérison spirituelle pour apprendre le « REI JYUTSU KA », sur la montagne sainte Kuruma-Yama, au nord de Kyoto. Cette école appartenait au Bouddhisme Shingon, la lignée du Bouddhisme ésotérique japonais.

La montagne Kuruma-Yama est reconnue depuis des siècles, comme un très haut lieu spirituel. De nombreux sages et Empereurs y méditèrent ; le temple et son environnement sont encore aujourd'hui dans leur état naturel ; la montagne elle-même est le symbole spirituel du temple.

Vers 1890, Usui contracta le choléra, et connut une expérience proche de la mort. Il eut une vision du Bouddha MAHAVAIJOCANA, recevant ses instructions. Ce bouleversement intérieur développa en lui, un intérêt particulier pour la pratique de la guérison spirituelle ésotérique, transmise par Bouddha. Usui était convaincu que tout le monde, pouvait avoir accès à ces pratiques, indépendamment de toutes croyances religieuses.

Des années plus tard, Usui retrouva un manuscrit, le Tantra du « Flash de Foudre », qui serait la transmission secrète du Bouddha pour guérir les maladies, dues au corps, à la parole et à l'esprit. La recherche actuelle confirme son origine directe, du Bouddha SAKYAMUNI. Usui parti en retraite sur le mont Kuruma-Yama, pour comprendre ce manuscrit.

Après 21 jours de jeûne et de méditation, il eut une expérience spirituelle, où il reçu des symboles et la manière d'utiliser la puissance de guérison ; le Reiki Usui était né. Usui pratiqua sa découverte sur ses amis, puis la proposa aux plus défavorisés. Il cumula de nombreux mérites, et perfectionna sa méthode de guérison spirituelle.

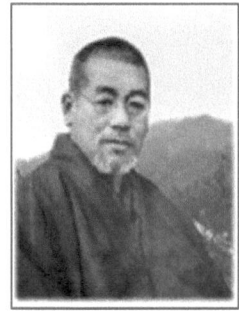 Il dispensa un enseignement régulier avec un cercle croissant de Bouddhistes, pour affiner son système. En 1921, il fonda le « USUI REIKI RYOHO KENDYUKAI ».

En 1923, un tremblement de terre dévastateur frappa Tokyo. Usui et ses élèves offrirent du Reiki aux innombrables victimes. Sa notoriété fut grande, et l'Empereur lui attribua un « KUN SAN », la plus haute récompense japonaise. Mikao Usui comprit que la compassion était la source principale, pour aider tous les êtres sensibles.

Le 9 mars 1926, Mikao Usui meurt d'une embolie cérébrale, à l'âge de 62 ans.

2. L'histoire occidentale du Reiki

Le Reiki que nous connaissons, ne vient pas directement du Japon, mais des Etats-Unis. C'est là qu'intervient Madame Hawayo Takata, une japonaise de Hawaï.

Cette femme, gravement malade, fut guérie au Japon dans une clinique Reiki. Impressionnée par la technique, elle en suivi les enseignements, et s'installa après guerre aux états unis. Elle y forma vingt-deux maîtres de Reiki.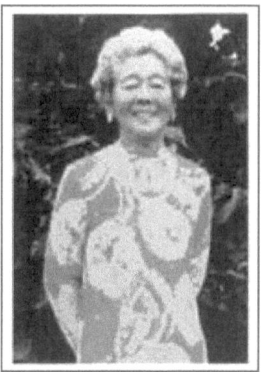

Après sa mort, en 1980, de nombreux pratiquants commencèrent à incorporer certaines idées et techniques dans l'enseignement. C'est ainsi que le Reiki non traditionnel devint quelque chose de très créatif, ce qu'il est toujours aujourd'hui.

En fin de ce manuel, vous trouverez dans votre boîte à outils, une liste de livres abordant ce sujet.

3. Instructions laissées par Mikao Usui [(2)]

Mikao Usui :

« C'est une vieille coutume d'enseigner à ses descendants, de tout faire pour conserver sa famille en bonne santé. Spécialement dans nos sociétés modernes dans lesquelles nous sommes amenés à vivre, et avec le souhait de partager avec tous le bonheur de vivre ensemble et prospérer. Aussi, j'ai demandé à ma famille de ne pas garder cette méthode pour elle seule, comme c'est normalement le cas au Japon où les secrets se transmettent seulement en famille. Ma méthode de soin naturel n'a rien de comparable dans le monde. Aussi, j'ai souhaité livrer cette méthode à tout le monde dans l'espoir que chacun en tire un bénéfice et voit ses vœux réalisés.

Ma médecine naturelle est basée sur l'intelligence intuitive de l'univers. Par cette force, le corps demeure en bonne santé, il en tire joie de vivre et paix de l'esprit. De nos jours, les gens ont besoin tant de réussite et d'équilibre extérieurs qu'intérieurs.

Pour cette raison, j'ai décidé de la révéler pour qu'elle vienne en aide aux gens dont le corps ou le mental sont malades ».

Q « Qu'est-ce que la méthode Usui ?»

M.U

« J'ai reçu de l'Empereur Meiji ses dernières volontés. Pour intégrer mes enseignements et en faire l'expérience physique et spirituelle, pour vivre avec droiture sa condition humaine, nous devons premièrement soigner notre façon de penser. Deuxièmement, nous devons garder notre corps en bonne santé. Si notre façon de penser est saine et conforme à la vérité, le corps conserve naturellement sa bonne forme.

La mission de la méthode de soin naturel Usui conduit à une vie paisible et heureuse, pour soi-même et invite également à soigner autrui et à lui procurer du bonheur ».

Q « Le REIKI est-il similaire à l'hypnose, au Qi-gong ou Tai-Tchi, ou à une méthode religieuse existante ? »

M.U

« Non il y a rien de similaire dans les techniques actuelles. Ma méthode est d'aider le corps l'esprit et le mental, par le pouvoir intuitif ou le Prajna-paranuta (sagesse transcendante). C'est ce dont il est question dans le sutra du cœur, que j'ai reçu après mon ascèse spirituelle, longue et difficile ».

Q « Est-ce une méthode psychique de traitement ? »

M.U

« Oui, on pourrait dire cela. Mais on peut également dire que c'est une méthode de traitement réellement physique. La raison est que l'énergie (l'influence de l'élément Air dans le soin) et la lumière, émanent du corps du soigneur lui-même, particulièrement de la bouche, des yeux et des mains. Aussi, si le soigneur touche, souffle ou presse avec les mains sur la zone affectée par une rage de dents, une colique, des maux de ventre, une névralgie, une ecchymose, une coupure, une brûlure, une enflure ou toute autre douleur, ces symptômes le quitte immédiatement. Cependant, avec une maladie chronique, c'est plus difficile et cela prend parfois un peu plus de temps. Mais, il faut dire que le patient ressent un bienfait dés le premier traitement. C'est un fait, bien plus établi que les phénomènes que la médecine moderne prétend expliquer. Si vous, en faisiez l'expérience, vous comprendriez. Même les gens qui utilisent des produits chimiques ne peuvent manquer d'expérimenter l'effet du REIKI ».

Q « Dois-je y croire pour obtenir des résultats ? »

M.U

« Non, ce n'est pas une méthode de traitement psychiatrique, d'hypnose ou de manipulation mentale. Il n'est pas nécessaire d'avoir une croyance préalable ou de l'admiration pour le REIKI. Le fait que vous le rejetiez, déniez ou que vous en doutiez n'a aucune importance. Par exemple, il est efficace sur les enfants et les patients très atteints et qui n'ont aucune conscience active leur permettant de douter, de rejeter ou de nier les effets du REIKI. Il y a probablement une personne sur dix qui croit dans ma méthode avant le traitement. Comme la plupart en tire du bénéfice dés le premier traitement, ils se mettent à croire dans la méthode. »

13

Q « Comment fonctionne la méthode de soin ? »

M.U

« Je n'ai reçu cette méthode de personne ni non plus étudié les pouvoirs psychiques de guérison. J'ai réalisé que j'avais reçu accidentellement un pouvoir de guérison lorsque j'ai éprouvé l'air et la respiration d'une façon inédite et mystérieuse alors que je jeûnais. J'ai mis du temps à comprendre exactement de quoi il s'agissait, bien que je sois l'initiateur de cette méthode. Des érudits et des hommes intuitifs ont étudié ce phénomène mais la science moderne ne peut lui donner une explication. Je pense qu'un jour, cela viendra naturellement ».

Q « La méthode utilise- t- elle des médicaments ? »

M.U

« Nous n'utilisons jamais de matériel médical. Fixer des yeux un point névrotique, souffler dessus, imposer les mains ou « l'acupressure» sont nos moyens de traitement ».

Q « Ai-je besoin de connaissances médicales ? »

M.U

« Ma méthode va au-delà des connaissances de la science moderne, aussi nous n'avons pas besoin d'un bagage médical scientiste. Le traitement prend peu de temps, nous nous concentrons sur le point névrotique, nous soufflons dessus ou imposons les mains. C'est la raison pour laquelle ma méthode est réellement originale. »

Q « Que pensent les scientistes de la méthode Reiki » ?

M.U

« Les scientistes réputés fonctionnent avec la raison cartésienne. A ce titre, les praticiens européens nourrissent des critiques à l'encontre de la médecine. Le Dr. Kondo a dit que la plus grande erreur de la science médicale moderne est de négliger les dimensions psychologiques de la maladie. Il est courant que les médecins, les scientistes et les pharmaciens reconnaissent les effets thérapeutiques de la méthode et deviennent mes élèves ».

Q « Le pouvoir de guérison est il un « don du Ciel »?
M.U
« Non, c'est inexact. Tout être a un pouvoir de guérison. La méthode de soin naturel Usui aide à manifester ce pouvoir inhérent à tout être humain. Tout le monde peut recevoir l'initiation, soigner autrui et se soigner. On peut penser que ce n'est pas envisageable d'acquérir un tel pouvoir en peu de temps, et pourtant, nous le faisons et avec raison. »

Les propos ci-dessus, retranscrits par le Lama Detchen Kunzang Trinley*(2)*, sont à situer dans des conditions très particulières. Lorsque Mikao Usui évoque des noms de pathologies, vous devez intégrer qu'au Japon en 1928, le Reiki est une médecine traditionnelle. Ce qui n'est pas du tout le cas en Europe, aujourd'hui.

Je vous convie fortement à prendre en considération la rubrique avertissements de votre manuel. Soyez attentifs à vos mots et à votre attitude, vis-à-vis du cadre légal de votre pays de pratique.

D'après vous, pouvez-vous imaginer en savoir autant qu'un médecin en matière de médecine, alors que votre formation Reiki ne dure que quelques jours ? L'humilité, c'est aussi savoir reconnaître ses limites.

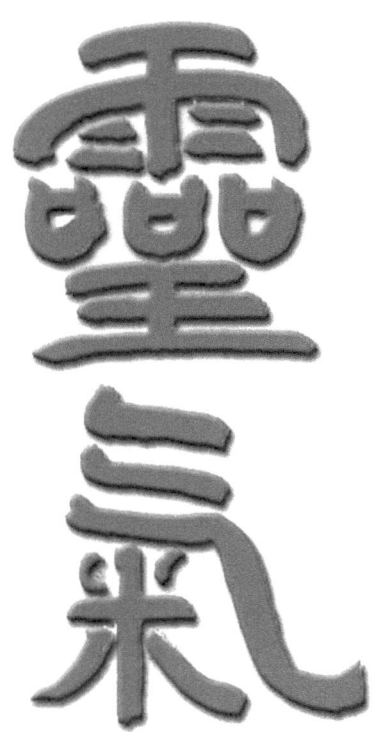

Seconde Partie

QU'EST–CE QUE LE REIKI

1. L'énergie et notre corps

Le mot énergie vient du grec *dynamis,* et signifie « force en action ». Il existe un champ d'énergie universelle, qui remplit tout l'espace et traverse tout.

Notre corps est soumis à une foule d'informations énergétiques qui le traversent, sans que nous le sentions ; des informations qui sont souvent inconscientes.

Le corps est au niveau énergétique, autant récepteur qu'émetteur. Et selon la nature de ce qu'il émet ou reçoit, il créera un certain type d'expérience.

Les anciens manuscrits chinois, signalent un système circulatoire d'énergie particulier, venant s'ajouter aux systèmes nerveux, sanguin et lymphatique que nous connaissons. Ce système relie notre fluide vital à toute la création. Il est sensible à l'interaction directe du milieu ambiant, des phases de la lune et à l'intensité du champ magnétique terrestre.

Ce flux d'énergie vitale, circule alternativement de bas en haut et de haut en bas, tout le long de la moelle épinière. Il se prolonge au-dessus de la tête et en dessous du coccyx.

C'est ce mouvement alterné, cette vibration ou énergie, qui alimente chaque instant dans nos vies. Nous sommes comme l'énergie, des êtres vibrants, soumis au flux et au reflux de nos humeurs et de nos craintes.

Si vous souhaitez en savoir plus sur votre corps et ses composantes subtiles, je vous propose quelques titres, dans la partie « votre boite à outils. »

Etre initié au Reiki, c'est s'ouvrir à la puissance des énergies, et la possibilité d'en être le canal.

Reiki, est le nom de l'aspect guérissant, d'une des huit énergies du système énergétique japonais ; elle réorganise et harmonise tous les aspects de l'énergie ; elle s'adapte et respecte chaque individu, là où il en est.

Le Reiki n'est pas la propriété de quelques uns. Comme le souffle, il se donne à ceux qui respirent ; il est la lumière de ceux qui ouvrent les yeux, et comme l'amour, il est le cœur de ceux qui aiment.

2. Qu'est ce que le Reiki

Ancienne technique de guérison par contact des mains, redécouverte à la fin du 19eme siècle par le Dr Usui, le Reiki est une technique que n'importe qui peut apprendre facilement. En japonais, son nom s'écrit à l'aide de deux idéogrammes.

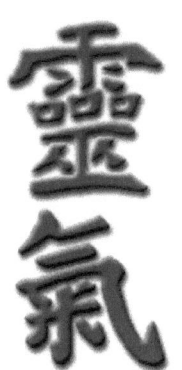

REI signifie conscience spirituelle ou sagesse divine.

KI (Chi en chinois), signifie la force vitale, l'énergie qui anime le corps, qui dirige nos émotions, nos pensées et notre vie spirituelle.

Le sens du mot REIKI serait donc « l'énergie de la force vitale guidée spirituellement ». Son énergie spécifique est transmise graduellement, au cours des 4 niveaux d'initiations.

Courir après une reconnaissance ou un niveau de Reiki, peut être une démarche non correcte. C'est la responsabilité de chacun, de trouver ce qui est correct et utile pour soi.

Fait-on pousser la salade plus vite en tirant sur les feuilles ?

3. L'ancien idéogramme du Reiki

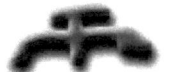

« Au commencement
était la voûte céleste, l'infini.

Des pluies de bénédiction
Tombèrent des Cieux.

Ces pluies se transformèrent en trois purs joyaux.
Trois trésors de sagesse, d'amour et d'énergie.

L'homme étend ses bras et lève les mains vers les cieux,
recevant des vagues de bénédictions et bénissant le monde.
Dressé entre ciel et terre, il canalise vers tous, une Force nouvelle,
un Amour sans limite, et une Lumière glorieuse.

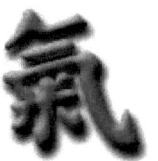

Une énergie d'Éveil et de libération spirituelle,
un souffle de vie originel qui anime les êtres et toute la création ».

Calligraphie du mot Reiki, sur une stèle du temple Saiho-ji.

4. Les Initiations

L'initiation au Reiki est une procédure spirituelle sacrée qui relie l'initié, aux niveaux supérieurs de conscience et aux ressources illimitées de l'énergie guérissante.

C'est un cadeau qui vient directement des plus hautes sources spirituelles et qui doit être traité avec le plus grand respect. Il ne nécessite aucune purification spirituelle spéciale pour initier ou être initié.

Tout le monde peut recevoir la possibilité de l'enseigner aux autres, quelque soit le niveau de développement vibratoire atteint. S'il fallait être complètement pur pour pouvoir enseigner, il y aurait très peu de professeurs.

Aucun maître de Reiki n'a jamais été un Saint ou un illuminé, mais chacun d'eux a fait en sorte d'apporter davantage de possibilités de développement, dans l'amour et la lumière de notre époque. Chacun a donné ce qu'il a pu, pour faire progresser la connaissance. Nous leurs en sommes reconnaissants. Merci à eux, et à Catherine mon maître enseignant.

5. Les Syntonisations

Le processus des initiations comprend plusieurs syntonisations, ou mises en résonance des énergies. Lors du premier niveau Reiki, il y en a 4. Elles ont pour effet d'augmenter graduellement le niveau vibratoire, la conscience spirituelle et l'activité de la glande pinéale.

Pendant les syntonisations, le maître est relié avec les guides de l'élève, les siens et la lignée des maîtres qui initient. Si après l'initiation, vous ne l'utilisez pas, votre capacité de canal restera toujours présente. Elle ne se développera qu'au cours de la pratique.

Après le stage du 1er Niveau, il est important de traverser un processus de purification de 21 jours, avec un Auto-traitement quotidien. L'énergie vitale commence à circuler dans votre organisme, tout en dénouant les blocages qui entravent son flux.

Observez ce qui se passe en vous. L'initiation est un véritable processus de renaissance intérieure.

6. Le traitement de Reiki :

En plaçant les mains sur le corps avec l'intention de l'aider à se guérir, l'énergie commencera automatiquement à circuler. Elle a sa propre intelligence, sait exactement là où elle doit aller et ce qu'elle doit y faire. Il n'est pas nécessaire de la diriger. Il suffit de rester calme, détendu, et la laisser travailler.

L'énergie Reiki ne peut jamais faire de mal ; elle sait ce dont la personne à besoin, et va s'ajuster à l'effet approprié selon le cas. Il n'y aucun souci à se faire, car ce n'est pas le pratiquant qui dirige la guérison et décide comment soigner ; il n'y a ainsi aucun risque de transfert, entre le donneur et le receveur.

Le praticien n'est jamais vidé de sa propre énergie, car c'est l'énergie canalisée, qui le traverse et qui accroît son énergie et son bien-être.

N'importe qui peut apprendre à canaliser le Reiki, sans aptitudes ou dons particuliers. Le praticien est lié directement au pouvoir divin, de guérison, d'amour et de protection. Il devient en mesure de soigner les autres, et lui-même.

L'énergie Reiki est par nature bipolaire, ou neutre ; elle contient autant d'énergie masculine (yang) que d'énergie féminine (yin). Elle se polarise et s'adapte à chaque situation.

7. Comment le REIKI soigne t-il ?

Nous sommes vivants parce que la force vitale circule dans notre corps, ainsi que tout autour.

La force vitale nourrit tous les organes et toutes les cellules ; elle les assiste dans leurs fonctions. Lorsque son courant est ralenti ou interrompu, le fonctionnement des organes et des tissus du corps est perturbé. Sa circulation est fortement influencée par nos pensées et émotions ; elle est perturbée lorsque celles-ci sont négatives. Ce sont ces perturbations qui provoquent des troubles ou des maux.

Le Reiki rétablit les courants et les champs d'énergie ; il les charge positivement en augmentant leur niveau vibratoire, et disperse ainsi les énergies négatives.

Il nettoie, rectifie et fluidifie les circuits énergétiques du corps, et permet à la force vitale de circuler à nouveau d'une façon saine et naturelle.

a. Quels maux peuvent être soulagés ?

A la fois puissant et doux, le Reiki peut aider dans toutes sortes de difficultés, de blessures ou blocages, car il est toujours bienfaisant et bonifie l'effet des autres thérapies.

Etant un remède naturel, sans ajouts, une personne atteinte d'une pathologie reconnue, peut l'utiliser en complément de son traitement médical. Cela augmentera les effets curatifs de son traitement allopathique et en diminuera les effets négatifs ; le Reiki stimulera les mécanismes du corps et soutiendra psychologiquement la personne malade.

b. Quels maux restent sans effet ?

Il existe des cas pour lesquels le Reiki ne provoque aucune amélioration effective de l'état physique. Soit la maladie a provoqué des dommages irréparables, soit elle a sa raison d'être. Elle devient une véritable demande d'aide et d'amour. Elle peut devenir la seule manière d'entrer en relation avec l'extérieur.

Si tous ces maux étaient des messages, ils nous forceraient la main. Ils nous obligeraient à changer le rythme de nos existences, à « lever le pied » en adoptant de nouvelles habitudes de vie et de pensée.

Le corps et ses organes s'expriment par des symptômes physiques, dont il vous appartiendra de découvrir le sens profond. Maladie ? Messages de maux sur des mots ? Si vous connaissez la langue des oiseaux, vous conviendrez que trouver du sens aux choses, d'autres perspectives, c'est un peu, changer.

Si comme le dit ce vieil adage, « guérir c'est changer », alors la route est à vous …

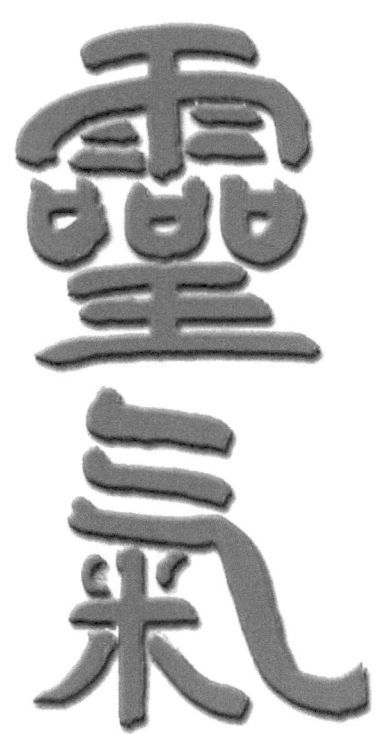

Troisième Partie

LES PRINCIPES DU REIKI

La légende raconte qu'après son expérience mystique sur le Mont Kuruma-Yama, le Dr Usui se mit à soigner et à guérir des mendiants des bas-quartiers de Tokyo. Il pressentit que pour améliorer sa méthode, il devait y joindre un aspect spirituel avec des valeurs.

C'est alors qu'il ajouta à sa méthode, sous l'influence de l'empereur Meiji, deux préceptes et cinq principes.

1. Les Deux Préceptes

- Le receveur doit en faire la demande.
  Elle matérialise la décision consciente du receveur, de s'impliquer dans son changement.

- Il doit y avoir un échange d'énergie
  L'échange d'énergie maintient l'équilibre. Il peut être n'importe quoi, de l'argent, de la nourriture ou tout échange de service entre le receveur et le praticien.

Les praticiens, qui offrent leurs services à un niveau professionnel, fixent un montant d'honoraires. L'argent est une énergie comme une autre.

2. Les Cinq Principes

Cheminer avec l'énergie du Reiki, c'est trouver votre propre mesure et votre compréhension de ces 5 principes :

1. *Juste pour aujourd'hui,* ne te fais pas de soucis.

2. *Juste pour aujourd'hui,* fais ton travail honnêtement.

3. *Juste pour aujourd'hui,* honore-toi, ta famille et tes aînés.

4. *Juste pour aujourd'hui,* ne te mets pas en colère.

5. *Juste pour aujourd'hui,* sois bienveillant envers ce qui vit.

Pourquoi de tels principes ? Comment peut-on vivre une vie contemporaine normale, en respectant ces 5 principes ?

Lisez, cherchez, expérimentez-les. Ces préceptes et principes sont l'équilibre spirituel du système de guérison Usui. Considérez-les comme des repères sur votre chemin.

3. Les Trois Piliers

En plus des cinq principes, l'enseignement d'Usui est basé sur la pratique de trois piliers : *GASSHO - REIJI HO - CHIRYO*

I. GASSHO

Littéralement « deux mains se joignant », cette méditation se pratique assis et dure entre 20 et 30 minutes.

Asseyez-vous les yeux fermés et placez les mains jointes, l'une contre l'autre, au niveau de votre poitrine. Placez toute votre attention, sur le point précis où les deux majeurs se rencontrent. Essayez d'oublier tout le reste. Si une pensée surgit, observez-la mais laissez-la passer. Fixez uniquement votre attention sur le point de contact de vos majeurs.

Des phénomènes énergétiques peuvent se produire. Observez cela, mais ne vous laissez pas influencer. Ramenez toujours votre attention sur vos deux majeurs.

Pour votre confort, il n'y a pas d'objection à méditer allongé, à ceci près que vous risquez de vous endormir.

Méditer requiert une attention pleine, une observation de vos sens, sans focalisation.

II. REIJI HO

Reiji signifie "*indication de la force Reiki*", et Ho, "*méthode*". Reiji-Ho consiste en trois rituels courts, accomplis avant chaque séance :

Placez vos mains jointes dans la position Gassho et fermez vos yeux. Reliez-vous à l'énergie du Reiki et demandez à sa puissance de couler en vous. En l'espace de quelques secondes, vous observerez comment elle circule en vous.

Placez les termes "guérison" et "santé" dans la paume de vos mains, et devenez son instrument.

Mains jointes devant votre siège de l'intuition, demandez à ce qu'elles soient guidées, là où l'énergie est requise. Vos mains savent ce qui se passe ; apprenez à leur faire confiance. L'intuition est innée, apprendre à l'écouter vient avec la pratique.

Il est facile d'accomplir mécaniquement ce rituel, mais ce n'est pas le but recherché. Essayez d'y impliquer tout votre cœur. Réalisez le chaque fois, comme si c'était la toute première fois.

III. CHIRYO

Chiryo se traduit par traitement

Lorsque vous effectuez une séance, laissez vos mains agir librement, toucher les zones douloureuses du corps jusqu'à ce qu'elles ne le soient plus, ou jusqu'à ce que vos mains soient appelées par la position suivante.

4. Interprétation des trois piliers

Avec Gassho nous entrons dans un état méditatif. Nous faisons « un » avec l'univers et nous nettoyons « la maison » avant que l'énergie nous traverse. Son équivalent en Inde est « Namaste », « j'accueille le Divin en toi ».

Lorsque nous joignons nos mains et fermons les yeux, notre cœur avec compassion s'accorde au traitement.

Avec Reiji-Ho, déconnectés temporairement de l'égo par Gassho, nous nous dédions complètement à l'énergie et la laissons circuler à travers vous. L'attitude spirituelle est « que ta volonté soit faite ». Nous ne sommes pas guérisseurs mais de simples instruments, un canal clair, au service de la guérison.

Afin avec Chiryo, la séance commence.

5. Dans vos pratiques

Un petit rituel avant la séance peut vous aider. Passez vos mains sous l'eau froide et rincez votre bouche. Asseyez-vous, et commencez la position Gassho. Fermez les yeux, oubliez vos tracas et vos pensées. Ensuite, pensez à Reiji-Ho, puis Chiryo.

Une fois la séance démarrée, vous n'avez plus à vous soucier de quoi que ce soit. Laissez faire l'énergie à votre place. Soyez humbles et observez ; avec le temps vous en saurez « intuitivement » beaucoup plus..

> « Le moyen juste, utilisé par l'homme de travers,
> opère de travers. » [3]   C. G. Jung.

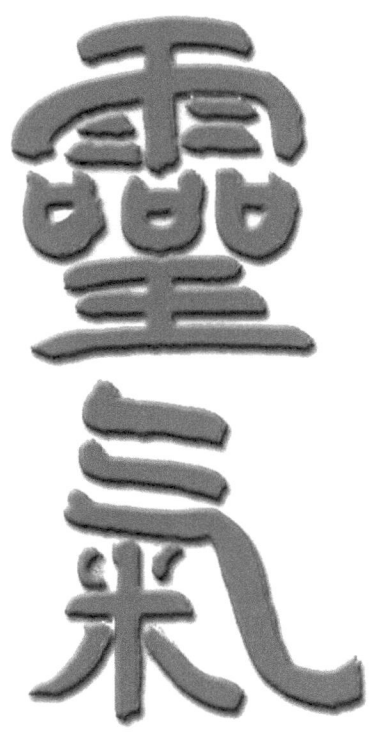

Quatrième Partie

LA PRATIQUE DU REIKI

1. La pratique

Très facilement après avoir reçu l'initiation, en prononçant le mot Reiki, en y pensant mains posées sur quelqu'un avec l'intention de le soulager, vous sentirez littéralement, l'énergie couler à travers vos mains. Pour la concentrer, faites comme pour nager, resserrez les doigts ensemble.

Pour pratiquer à vos débuts, concentrez votre attention sur les sensations qui se manifestent dans vos mains, ou dans d'autres parties de votre corps (chaleur, vibration, pulsations, rayonnement, etc.). Si vous maintenez des sentiments positifs pendant toute la séance ; l'énergie sera plus puissante et procurera plus de bien.

En méditant sur la conscience du Reiki, vous pouvez vous mettre en contact avec les maîtres qui coopèreront plus étroitement avec vous dans vos séances.

Un traitement complet dure entre 45 minutes et une heure et demie, et 20 minutes pour les enfants. Même une séance de quelques minutes peut avoir beaucoup d'effet.

L'intuition joue un rôle important pour choisir où placer vos mains. Une durée de 3 minutes est recommandée sur chaque position, mais si vous ressentez que l'énergie coule fortement, vous pouvez y rester quelques minutes de plus.

Des séances plus courtes pour les enfants, ou assises en fauteuil pour les personnes âgées, sont possibles ; elles sont adaptées de l'enchaînement des 17 positions.

2. Les étapes d'une séance de 17 positions

Les positions présentées ici, suivent le système d'énergies subtiles du corps et ses corrélations psychologiques ; l'effet de synergie obtenu, se complète d'une position à l'autre.

Lorsque vous fixez un rendez-vous, demandez à la personne de se vêtir de vêtements amples et confortables, faits de matériaux naturels de préférence.

Avant l'arrivée du receveur, purifiez la pièce (huile essentielle, encens) et créez une ambiance agréable (lumière tamisée, bougie, fragrance et musique douce).

Voici donc les étapes d'une séance type, pratiquée sur table de massage :

1. Accueillez la personne, et pendant 5 minutes, parlez avec elle, découvrez l'histoire de ses maux ; expliquez-lui votre pratique et répondez à ses questions. Remplissez une fiche si vous gardez mémoire de vos séances.

2. Enlevez montres et bijoux, et lavez vous toujours les mains, avant et après la séance. Veillez à ce que la personne soit installée confortablement, déchaussée sans ceinture, cravate, colliers ou lunettes.

3. Demandez-lui de s'allonger sur le dos, les yeux clos. Recouvrez son corps d'une couverture ou d'un tissu.

4. Centrez-vous et demandez à être canal, mains jointes sur le cœur. **(GASSHO)**

5. Invoquer la présence de vos guides/ maîtres, **(REIJI Ho)**, et dites par exemple :

   « Que l'énergie Reiki circule en moi, et m'apporte ce dont j'ai besoin. Je demande guérison pour moi-même et pour (nom personne)», ou : *« REIKI On »*

   L'énergie vous traverse, du sommet du crâne jusqu'aux pieds. Placez vos mains jointes devant votre troisième œil, et demandez au Reiki de les guider **(CHIRYO)**

6. Balayez l'aura, 3 fois. Ressentez et notez les zones chaudes, froides ou piquantes.

7. Effectuez la séance complète des 17 positions.

8. Pour finir, lissez l'aura, à nouveau 3 fois.

9. Remercier l'énergie, vos guides, vos maîtres…

Fin de séance, rincez-vous les mains et buvez de l'eau.

3. Les 17 positions de vos mains

A.Positions sur la tête

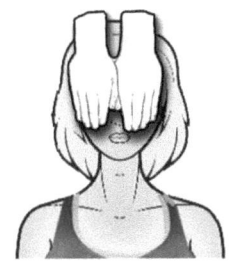

T1 Les yeux

Relaxation et esprit calme.

*« J'ai confiance en mon intuition,
en ma vision intérieure. »*

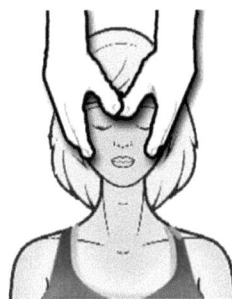

T2 Les tempes

Apprentissage, concentration et détente.

*« Mes hémisphères sont équilibrés.
Mes capacités d'apprentissage sont intactes.
Ma tête et mon ventre fonctionnent
parfaitement, en toute harmonie. »*

T3 Les oreilles

Equilibre, stimule système d'auto guérison.
L'oreille, c'est tout le corps en miniature.

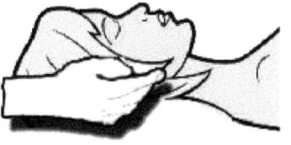

*« J'apprends facilement de tout et je comprends
mes expériences de vie. »*

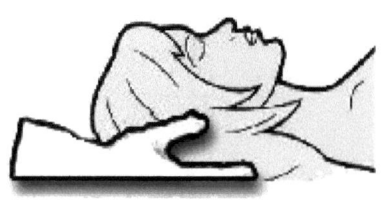

T4 L'arrière de la tête

Libération des énergies, apaisement des peurs ancestrales conscientes et inconscientes.

« J'évacue les énergies bloquées. Je me détends et fais de mon mieux. »

T5 Le cou

L'expression orale et artistique, le lien entre la tête et le corps.

« J'exprime facilement mes sentiments et mes émotions les plus profondes. Mon esprit est en harmonie avec mon corps. »

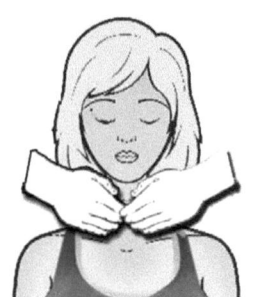

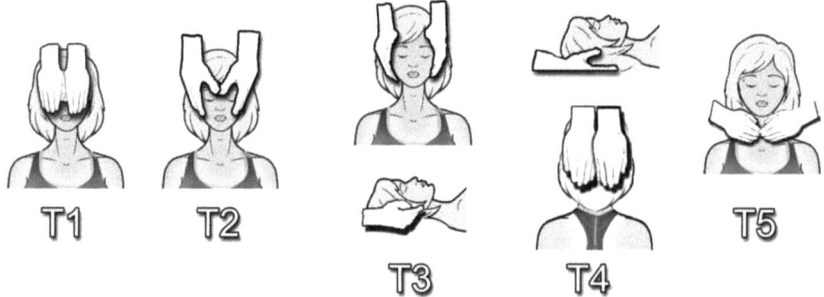

T1   T2   T3   T4   T5

Ces premières positions sont capitales. Pratiquez sans parler ; vous calmez ici, l'activité mentale de la personne. Liez vos positions afin de rester toujours en contact. Cela contribuera à un meilleur confort du receveur.

42

B. Positions sur l'avant du corps

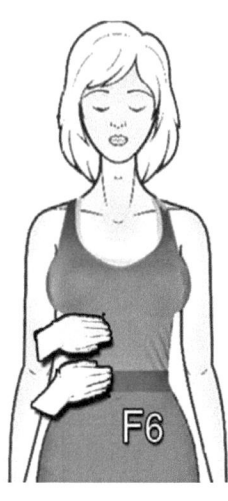

F6 Le foie et la vésicule

Digestion, élimination des toxines.

« Je m'adapte facilement et je fais les bons choix. »

Le Foie, changement, mouvement.
Colères, crampes, contractures, rejet, tendinites,
nausées, manie de persécution.

« Je suis en harmonie avec le courant de la vie.
J'ai un foie fort et sain, qui élimine toxines et déchets.
Je suis résistant, optimiste et motivé. »

La Vésicule biliaire, ou l'écoute de soi. Nausées, bile
calculs, jaunisse, constipation, bourdonnement d'oreille.

« Je choisi ce qu'il y a de meilleur pour moi et pour l'univers.
Je respecte mes choix ainsi que celui des autres. »

F7 La rate et le-pancréas

Agit sur la rate, le pancréas et le gros intestin.
Elimination des protéines non utiles. Embonpoint,
rétentions, besoin d'en avoir toujours plus, peur d'être
dépossédé, ressassement.

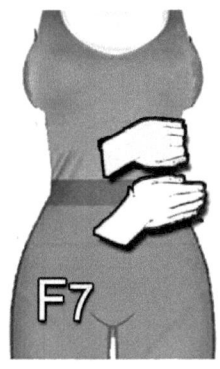

« J'accepte et je reconnais ma sexualité.
Ma santé est puissante, je me détends et fais de
mon mieux. Je jouis de la vie et m'abandonne
joyeusement à l'explorer. »

F8 L'estomac et les intestins

Se poser ses propres limites, digérer et gérer son stress.
« Je suis satisfait et comblé, je suis libre. »

L'estomac, ressenti de satisfaction, paix intérieure.
Capacité à limiter les influences néfastes

« Je suis content et heureux de ce que je possède.
Mon estomac est fort. Je digère parfaitement les situations de ma vie. »

Le Hara, centre du ressenti, occasionne ballonnements, acidité, allergies.
« J'accepte mes sentiments et émotions. Je m'affirme personnellement. »

L'Intestin grêle, assimilations physiques et psychologiques. Apprentissages, entrain, courage et liberté. Occasionne douleurs abdominales, diarrhées, constipations.
« Je choisis de laisser partir toutes mes vieilles émotions.
Je vois en toutes choses le positif. Je suis libre et confiant. »

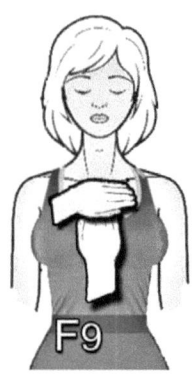

F9 Le thymus, le cœur et les poumons

S'ouvrir aux autres, être en harmonie. Prise de poids, insomnies, pleurs sans raisons.

« Je me pardonne et pardonne.
Je donne et reçois l'amour librement. »

Le Thymus

« Je suis en harmonie. Ce qui m'arrive est pour moi. Je suis à la bonne place, au bon moment. Mon système immunitaire est parfait et toujours adapté. »

Le Cœur

« Je me pardonne et pardonne. Je porte la responsabilité de toutes les situations de ma vie. Je donne et reçois l'amour librement et facilement.»

Le Poumon, *« Je m'apprécie et suis apprécié. Je suis émerveillé par la splendeur de l'univers. Je suis digne de mes richesses. »*

F10 Les intestins et le bassin

Libère des sentiments de culpabilité. On trouve ici les énergies les plus fortement réprimées, mais aussi joie de vivre, jouer, créer, rencontrer, agir, survivre.

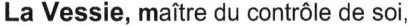

Le Gros intestin, passage, transmission, lâcher prise, ce qui a été digéré ou pas.
« Je me libère du passé et laisse la place aux
changements. Je laisse partir tout ce dont je n'ai plus besoin. »

La Vessie, maître du contrôle de soi,
« Je contrôle et dirige ma vie. Je sais et fais ce qui est bon pour moi. »

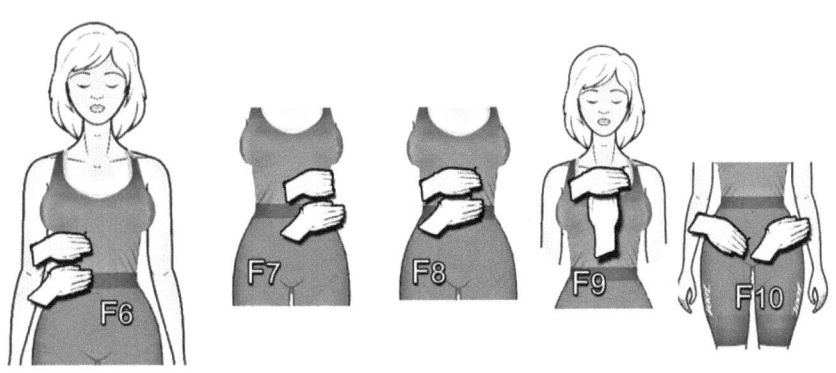

La personne se retourne et s'allonge sur le ventre. Assurez cette étape avec vos bras. Veillez à ce qu'elle soit bien installée. Poursuivez avec la position du dos (R11).

Si elle s'est endormie, ou si sa mobilité est réduite, poursuivez directement avec la position des genoux (R15).

C. Positions sur le dos et les jambes

R11 Le haut du dos

Réconforte ; aide à assumer responsabilités,
avec plaisir et harmonie.

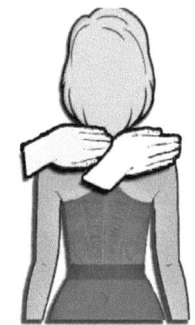

*« Je porte la responsabilité de ma vie.
Je me nourris avec discernement et respect. »*

S'assumer, se nourrir physiquement.
Porter son sac à dos, pas celui des autres.

R12 Le milieu du dos, cœur et poumons

Le cœur est étroitement lié aux poumons,
à l'acceptation, au lâcher prise

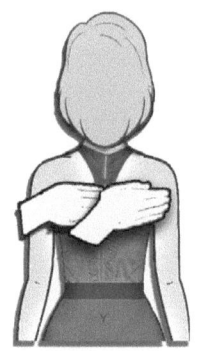

*« Je m'aime, j'aime et je suis aimé. Je m'accepte
tel que je suis. Je me pardonne mes erreurs. »*

Cette position permet une meilleure acceptation de soi.

R13 Les reins, les lombaires

Equilibre affectif, désirs et satisfactions. Ils sont les piles de
notre corps, la force primordiale transmise par nos ancêtres,
notre inconscient, nos peurs.

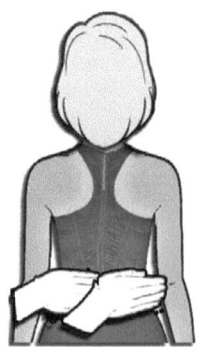

*« J'aime la vie et la trouve magnifique.
J'apprends en toutes situations.
Je suis heureux et optimiste. »*

Permet de vider les zones de stockage, des énergies
conflictuelles non intégrées, ou les sentiments refoulés.

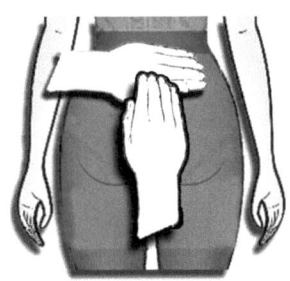

R14 Le sacrum

Le sacrum transmet la force dans l'abdomen et le bassin. Il stimule notre instinct de survie et notre combativité.

« Je suis plein d'énergie, de motivations.
Je fais confiance, et me fais confiance. »

Méridien du Maître cœur, près du muscle moyen fessier, problèmes menstruels, troubles articulaires, affectivité, amitié, capacité à admettre, comprendre et pardonner.

« J'aime qui je suis, ce que je fais et ce que je vois. »

R15 Les genoux

Favorise les apprentissages et les enseignements. Ils sont le dernier site de dépôt pour le corps, lorsqu'il ne peut éliminer ou transformer les substances intolérables. Sentiment d'infériorité, fierté excessive, arrogance

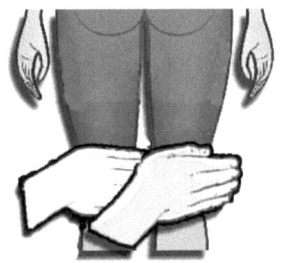

« J'apprends facilement, et cela me fait grandir. »

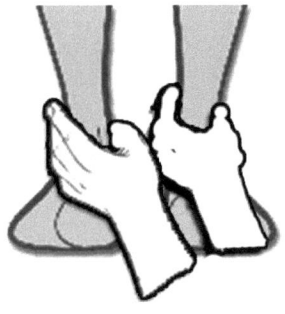

R16 Les chevilles

Capacité à s'adapter avec souplesse.

« Je m'adapte facilement.
Je me fais confiance et fais confiance. »

Ancrage, capacité à créer les conditions de survie, à assumer ses moyens d'existence, sa sécurité et son bien être.

47

R17 Les pieds

Dans cette position, le corps est harmonisé et ancré.
Les derniers blocages sont éliminés vers la terre,
comme une prise de terre en électricité.

*« Je puisse dans la terre l'énergie dont j'ai besoin.
Elle me soutient, me nourrit, et me ressource.
J'avance libre et confiant. »*

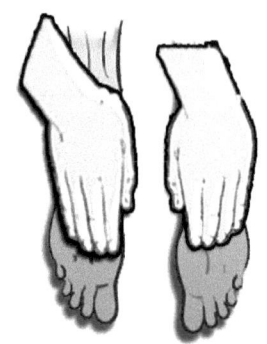

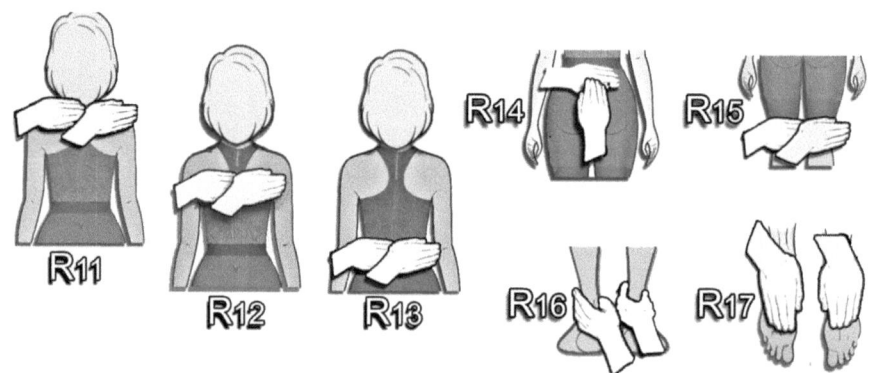

Après les 17 positions sur le corps, continuez comme indiqué page 41. .

Les phrases en italique correspondent aux empreintes biologiques, laissées par nos émotions sur nos organes.

4. Remarques sur la pratique des 17 positions

Pour réaliser une pratique efficace de cet enchaînement, à partir de F6, vous êtes positionnés sur le coté droit du receveur. Vos mouvements et transitions sont harmonieux ; vous dansez avec l'énergie.

Voici quelques conseils de transition entre les positions :

- Entre T3 et T4, demandez à la personne de tourner la tête sur le coté, glissez votre main opposée sous sa tête, puis recommencez de l'autre coté pour l'autre main.

- Entre T5 et F6, ne passez pas devant son visage, et aidez vous de son épaule, du bras et de son poignet droit, pour gardez le contact. La position de votre main droite en F6 est au dessus du niveau de son poignet.

- Votre toucher respecte l'intimité du corps. Vous êtes attentif en T5 (étranglement), F8 (respiration), F9 (poitrine), F10 et R14 (bassin). Soyez plus légers dans vos mains, ici.

- Pour les positions en T (F9, R14), votre main droite est en contact qu'avec le bout des doigts

- Si gènes au bassin (F10 et R14), préférez poser les mains sur les hanches.

- Après R16, tournez vous par la droite, et posez vos mains sur les pieds. L'énergie sortie des pieds retourne à la terre, sans tomber sur vous.

- Pendant la séance, accueillez tout ce qui vient, aidez à faire passer, mais ensuite vous continuez votre séance.

- Parler peu, mais juste

- Laissez la personne se réveiller, soyez attentifs aux premiers signes pour l'accueillir et l'inviter à se relever doucement, par le coté.

5. Les 17 positions en images

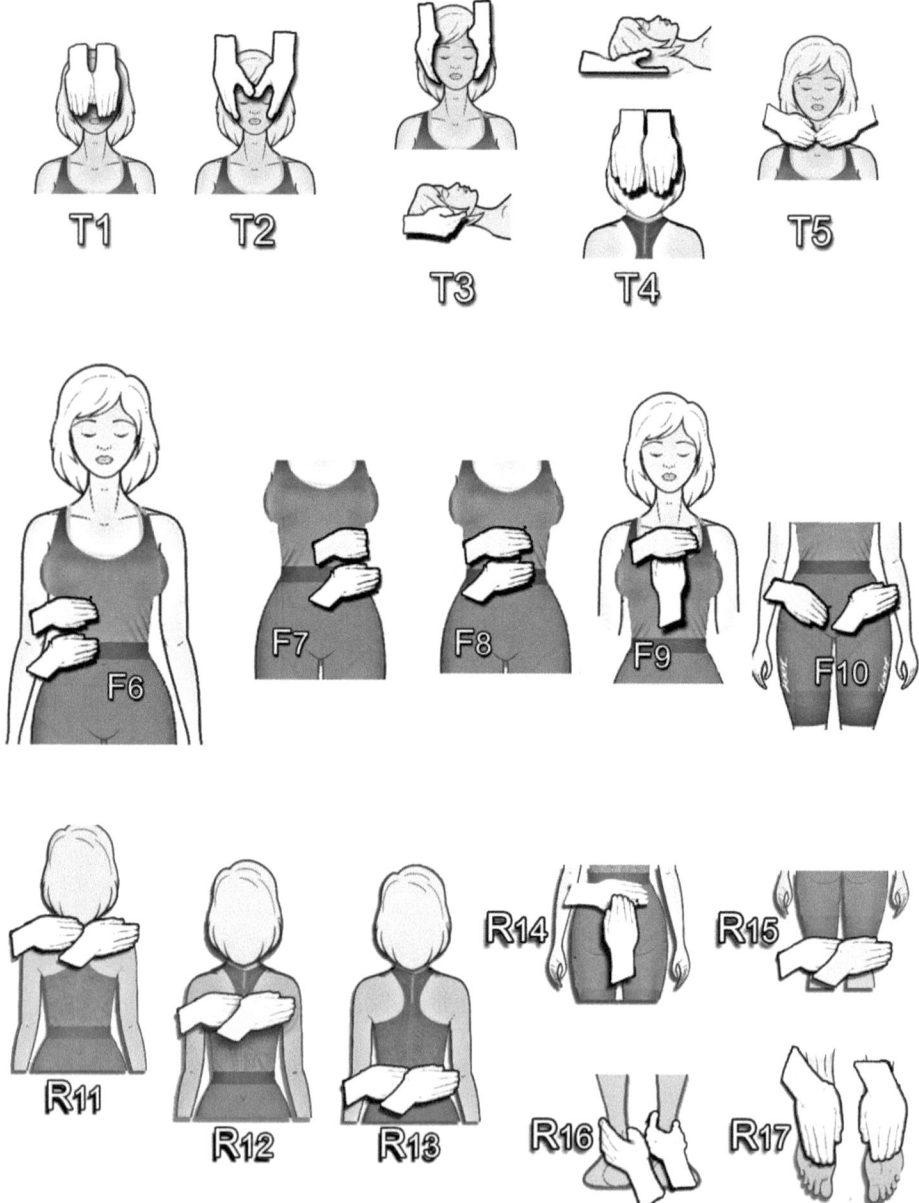

6. La technique du balayage BYOSEN

Elle vous permet de connaître avec les paumes de vos mains, les zones du corps qui ont besoin d'énergie.

Commencez d'abord par demander l'aide de vos guides, puis placez votre vision au cœur de vos mains. Ne cherchez rien, vous risqueriez de le trouver !

Ici il vous est proposé de répondre à des comment, sans aucun pourquoi.

Avec votre intention, vous percevez comment les énergies réagissent entre elles, et vous êtes très attentif à toutes vos sensations.

Le but de la technique, est de vous donner une image, ou un état des lieux du corps de la personne, avant la séquence des 17 positions.

Rien ne remplacera votre stage d'initiation, pour apprendre le geste du balayage de l'aura. La qualité de vos perceptions sera à la mesure de votre expérience de la pratique.

Faites confiance à ce que vous ressentez, même si c'est très léger. Avec le temps vous deviendrez plus sensible.

Pour pratiquer *Byosen*, placez vos mains à 40cm au dessus et avant la tête du receveur, des mains verticales qui n'interfèrent pas et qui respectent, le flux spirituel émanant de la personne.

Rapprochez vos mains à 10 cm au dessus du front, puis mains horizontales, déplacez les lentement devant le visage, puis tout le long du corps, jusqu'aux pieds. Faites le 3 fois consécutives. Restez à l'écoute de tous changements ou sensations dans vos paumes.

Variable d'un individu à l'autre, elles sont souvent décrites par des mots comme fraîcheur, chaleur, pression, frissons, chatouillement, écoulements. Là où vous sentirez des changements, la personne a besoin d'énergie.

Arrêtez vous sur les points sensibles, déplacez vos mains pour trouver la zone où la sensation est la plus forte.

En commençant autour du corps grâce à *Byosen*, vous dessinez une carte intuitive pour vos mains. L'énergie pendant la séance circulera mieux entre les positions.

Vous pouvez utiliser Byosen sur vous ; cela pourrait vous aider à mieux connaître vos besoins profonds.

7. *Auto-traitement*

En l'effectuant régulièrement, vous allez très vite mémoriser le déroulement des positions, et améliorer votre toucher Reiki (toucher-posé).

1. Se centrer, faire le calme intérieur, et invoquer l'énergie du Reiki
2. Placer les deux mains au dessus des yeux, les doigts sur le front
3. Placer les mains sur les tempes
4. Placer les mains sur les oreilles
5. Placer les mains sous le crâne, les pouces dans la base du crâne
6. Placer les mains sur le cou, de chaque coté,
7. Placer les mains sur l'abdomen coté droit au niveau du Foie
8. Glisser sur l'abdomen coté Gauche au niveau de la Rate
9. Puis mains sur le ventre au dessus et en dessous du nombril
10. Remontez au niveau des clavicules et faites le Té
11. Faites le Vé au niveau du bassin, sur les aines.
12. Positionnez les mains dans le dos, sur les reins
13. Placez les mains dans le dos au niveau du sacrum
14. Placez les mains sur le genou (droit ou gauche)
15. Placez les mains autour de la cheville (droite ou gauche)
16. Toujours jambe pliée, mains sur le dessus et le dessous du pied
17. Faites ensuite les positions 14, 15 et 16 sur l'autre jambe.
18. Remerciez vos maîtres/guides, l'énergie du Reiki et vous-même.

8. Avertissements

La pratique rétablit les courants et les champs d'énergie ; elle les charge positivement et permet à la force vitale de circuler d'une façon saine et naturelle.

Le Reiki n'est pas un massage et encore moins un acte médical. Il agit en complément de la médecine, sans ajouts et sans interférer avec les prescriptions médicales.

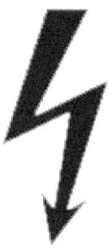 **Un praticien Reiki éclairé sait qu'il ne peut ni interférer, ni prescrire de remèdes, ni poser un diagnostic.**
Il n'en a, ni les compétences ni le droit.

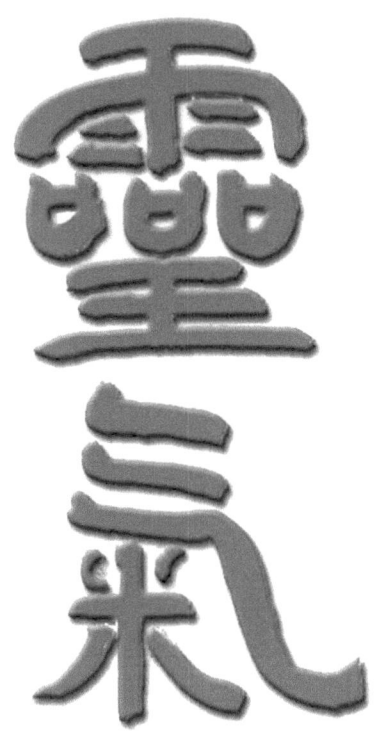

Cinquième Partie

Les CHAKRAS

Notions complémentaires au cours de Reiki

Ce chapitre est une ouverture sur d'autres sujets connectés, ne faisant pas partie des enseignements de base du REIKI.

1. Notions énergétiques et l'homme

Les techniques énergétiques prennent toutes leurs origines dans les cultures orientales.

L'un des postulats qui participent aux fondements de ces techniques, est que notre corps reflète notre esprit. Nous pourrions convenir que nous vivons ce que, à un moment donné, nous avons crée.

A l'image du Tao, l'homme est un ensemble dont l'expérience de vie, est autant intérieure qu'extérieure. Nous pensons et agissons. Et au travers de nos expériences, nous créons notre réalité, dans l'espoir de réaliser cette sagesse antique : « *Un Esprit sain, dans un Corps sain.* »

Notre partie agissante, se rapporte directement à la matière, à notre corps physique, à l'aspect Yang masculin, à notre volonté.

Notre partie pensante, qui dans le cadre de nos expériences d'actions ou non-action, se rapporte à notre aspect Yin féminin, à notre ressenti et à nos perceptions.

Dans les antiques cultures de l'Inde de la Chine ou du Tibet, l'énergie dont le corps/esprit a besoin, est omniprésente, dans toutes les situations de vie, dans nos blessures, dans notre nourriture et nos façons de penser, dans notre faculté d'honorer la vie et d'en jouir, ou de jouer le rôle que nos légendes familiales et notre environnement voudraient nous voir jouer.

Notre monde est vibratoire, la nature les plantes et les animaux, nous sommes tous des êtres sensibles qui absorbent et émettent des ondes.

La perception de ces ondes nous conduit à réfléchir sur la nature de « l'émission » que l'on va partager avec son voisin. Jouer le rôle qui nous à le plus manqué pendant notre enfance? Etre libre de trouver son chemin dans la vie?

Notre langage populaire traduit fort bien cette perception intuitive, des manifestations sensibles de l'énergie dans les expériences vécues. *(Plein le dos, la rate au court-bouillon, casse pieds, ça me pèse, je me sens porté…)*

Le Reiki passe par le toucher, car le toucher c'est le cœur, l'action de donner, d'accepter, et de percevoir l'amour. *«Avoir le cœur sur la main, ou donner à contre cœur ?»*

Notre corps miroir nous reflète, et grâce à tout un réseau d'énergie, il illustre clairement la nature de notre difficulté émotionnelle du moment.

Ce réseau d'énergie, bien connu et très documenté en acupuncture, se compose de méridiens, de nadis, ainsi que des zones particulières du corps, hautement symboliques, les chakras de la médecine ayurvédique. Ils sont décrits comme des émetteurs-récepteurs d'énergie.

Ces centres d'énergie, dont les principaux sont au nombre de 7, nous connectent avec l'extérieur.

Cela introduit un autre fondement sur notre nature énergétique. Nous sommes un corps ouvert, interconnecté de façon sensible et vibratoire, aux énergies, à leurs causes et leurs effets. D'après un vieux dicton chinois, « Guérir c'est changer ».

Comprendre la nature des énergies ne changera rien à votre pratique. Cela vous aidera uniquement à reconnaître où vous en êtes, sur le chemin de vos réalisations. Ce chapitre vous permettra d'identifier des comportements ou situations à changer dans votre vie.

Ces Chakras, ou roues de forces, suivent toujours un mouvement rotatif inversé chez la femme et l'homme.

Tels des engrenages où chaque centre tourne dans le sens opposé au suivant, ensemble ils font circuler l'énergie du haut vers le bas, et du bas vers le haut.

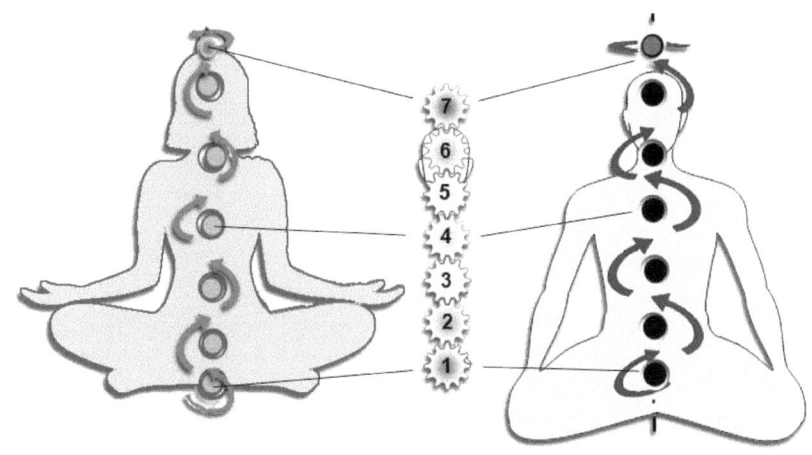

La connaissance du mouvement des Chakras peut être intégrée à certaines formes thérapeutiques comme l'aromathérapie, ou le massage.

Plus nous sommes conscients, et plus l'énergie afflue en nous et permet de libérer nos blocages.

2. Connexion corps/esprit, « Le mal à dit »

Nous sommes tous des êtres physiques, mentaux et spirituels. Le corps n'est pas constitué de parties isolées comme dans une machine ; nous formons un tout, composé d'un réseau étonnant d'énergies, qui sont en même temps particules et vagues.

Nous sommes le résultat de ce que nous mangeons, respirons et buvons, mais aussi de ce que nous pensons et de ce « à quoi nous croyons ».

L'énergie de la vie est une pulsation constante, dans et autour du corps. Si notre niveau d'énergie est bas, ou si le flux est perturbé, nous serons plus vulnérables à la maladie. Si par contre il est élevé et si la circulation se fait librement, nous serons plus résistants.

Tous nos maux commencent par des stress ou des émotions. Ils sont souvent le résultat d'une perturbation de l'énergie, le Ki (Chi). Influencé et dirigé par notre intention, il aura des effets positifs ou négatifs, selon la nature de nos pensées.

« La maladie provient de la perte de contact avec notre véritable nature » [4]*. Sogyal Rinpoché

Les 7 chakras principaux

Les Chakras

STRUCTURE
Yang
Masculin
Volonté
Agir

Vibrations Nerfs
Notes Glandes

Violet Cerveau
Si Pinéale

Indigo Plexus Carotide
La Hypophyse

Bleu Plexus Cervical
Sol Thyroïde

Vert Plexus Cardiaque
Fa Thymus

Jaune Plexus Solaire
Mi Pancréas

Orange Plexus Lombaire
Ré Gonades

Rouge Plexus Sacré
Do Surrénales

Système Éléments
Système Nerveux Lumière Intérieur
Système Endocrinien Croissance
Son Intérieur
Métabolisme
Ether
Respiration, Circulation Système Immunitaire
Air
Peau, Muscles
Système Digestif
Feu
Assimilation et Reproduction
Eau
Squelette, Lymphe
Système d'Elimination
Terre

EXPERIENCE
Yin
Féminin
Esprit
Ressentir

(L'Expérience Intérieure la plus Profonde)
Corps Causal
Corps Bouddhique
Corps Ethérique
Corps Astral
Corps Mental
Corps Emotionnel
Corps Physique
(Niveau d'Expérience le plus Extérieur)

Dieu
Lumière Blanche
Père

Sens
Champ de Conscience

Empathie
Unité, Conscience Universelle
Source de Direction et d'Intuition

Perception Extra-Sensorielle
Conscience Spirituelle
Conscience Individualisée

Ouïe
Expression, Réception, Abondance
Manifestation qui coule Ecoute de l'Intuition

Toucher
Etre en Relation, Donner
Acceptation. Perceptions de l'Amour

Vue
Liberté, Pouvoir/Puissance, Contrôle
Définition de Soi, Intellect

Goût
Ressentir, Sentiments, Sensations
Nourriture, Sexe, Appétit

Odorat
Sûreté, Sécurité
Confiance, Survie
Argent, Foyer, Métier

L'Âme

L'Esprit

La Personnalité

Aux

Terre Mère

Avec l'aimable autorisation de reproduction de   The Brofman Foundation for the advancement of Healing   www.healer.ch

61

Sixième Partie

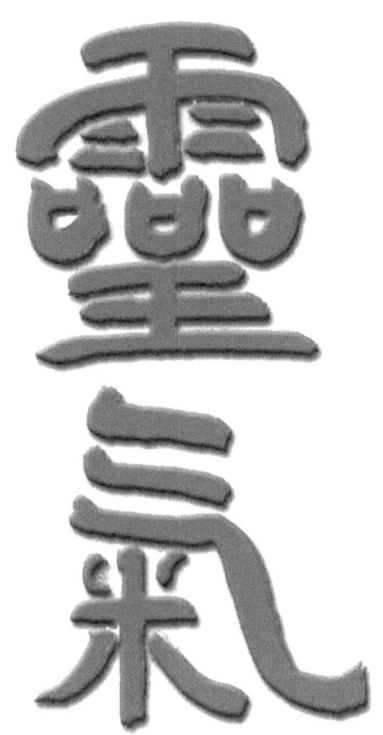

VOTRE BOITE A OUTILS

Contenu de votre boite à outils

Vous trouverez ici, tous les documents utiles pour votre pratique reiki :

- Les 17 positions sur le corps

- Emotions liées à ces positions

- Attestation de praticien

- Lignée d'initiation

- Charte de pratique

- Planche corps-miroir

- Idées de lecture

Je vous remercie d'avoir partagé ce stage d'initiation, qui restera dans ma mémoire un merveilleux moment, unique. Je suis comme vous, j'apprends et je n'ai pas réponse à tout. Pratiquez, et si vous avez des questions, je suis à votre disposition.

Votre enseignant

Les 17 positions d'une séance Reiki
Le receveur est confortement installé, allongé sur le dos

Positions sur la tete

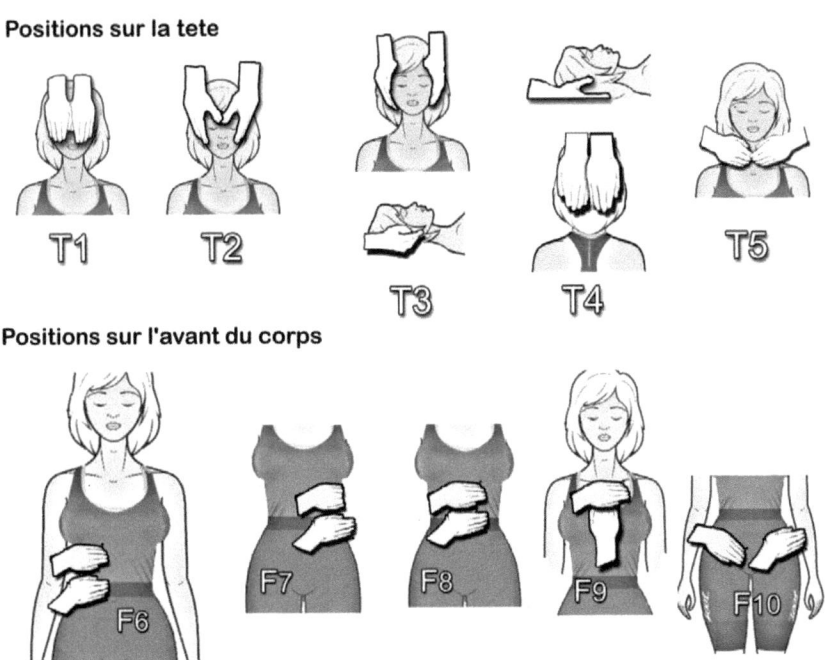

Positions sur l'avant du corps

Le receveur se retourne et s'allonge sur le ventre
Vous sécurisez le mouvement avec vos bras

Positions sur le dos et les jambes

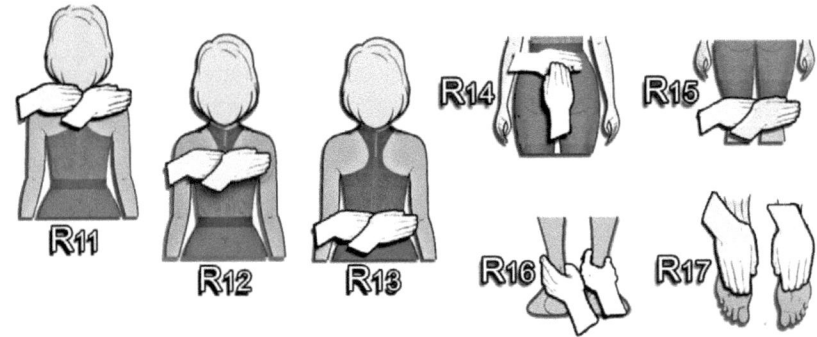

Emotions liées aux 17 positions

Le message psychobiologique, c'est le langage du corps. Les émotions laissent une empreinte sur tous les organes. Vous trouverez-ici, le message positif des organes des 17 positions.

- **T1 les yeux**

  « J'ai confiance en ma vision intérieure et en mon intuition ».

- **T2 les tempes**

  *« Mes hémisphères s'équilibrent,
  ma tête et mon ventre sont en parfaite harmonie ».*

- **T3 les oreilles**

  *« J'apprends facilement de tout et de tous.
  Je comprends toutes mes expériences ».*

- **T4 le dessous de la tête**

  « J'évacue mes blocages et j'apaise toutes mes peurs ».

- **T5 le cou**

  *« J'exprime facilement mes sentiments et émotions,
  Mon esprit est en parfaite harmonie avec mon corps ».*

- **F6 le foie**

  *« Je m'adapte harmonieusement au courant de la vie.
  J'élimine parfaitement tous mes déchets et toxines.
  Je suis résistant optimiste et motivé. J'agis avec discernement ».*

- **F6 la vésicule biliaire**

  *« Je fais toujours les bons choix,
  pour mon épanouissement et mon bien-être ».*

- **F7 la rate**

  « J'apprends facilement de tout et de tous.
  Je comprends toutes mes expériences ».

- **F7 le pancréas**

  « J'accepte ma sexualité. Je jouis de la vie, et elle me fait grandir ».

- **F8 l'estomac**

  « Je suis satisfait et comblé, en sécurité et en paix
  Je digère parfaitement tout, et j'affirme mon pouvoir personnel ».

- **F8 le Hara**

  « Je suis libre, et je vois en toutes choses le positif
  Je ressens et accepte facilement mes sentiments et émotions».

- **F9 le cœur** (*mains en T*)

  « Je m'autorise à donner et recevoir l'amour librement.
  Je porte la responsabilité de toutes les situations.
  Je pardonne et me pardonne ».

- **F9 les poumons** (*mains en T*)

  « Je suis émerveillé devant la splendeur de l'univers.
  Je m'apprécie et j'apprécie les autres. ».

- **F9 le thymus** (*mains en T*)

  « Je suis Harmonie.
  Tout ce qui m'arrive est pour mon plus grand bien
  Je suis à la bonne place, au bon moment».

- **F10 le gros intestin** (*mains en V*)

  « Je me libère joyeusement du passé.
  J'élimine parfaitement, tout ce dont je n'ai plus besoin ».

- **F10 la vessie** (*mains en V*)

  « Je contrôle et dirige ma vie.
  Je sais et fais ce qui est bon pour moi ».

- **F10 les gonades** (*mains en V*)

  « *Mes énergies sexuelles et créatrices sont saines et équilibrées. Je jouis de la vie et de mon corps, librement* ».

- **F11 les épaules**

  « *J'apprends facilement de tout et de tous. Je comprends toutes mes expériences* ».

- **F12 le cœur**

  « *J'accepte ma sexualité. Je jouis de la vie, et elle me fait grandir* ».

- **F13 les reins**

  « *Je suis satisfait et comblé, en sécurité et en paix Je digère parfaitement tout, et j'affirme mon pouvoir personnel* ».

- **F14 le Sacrum** (*mains en T*)

  « *Je suis libre, et je vois en toutes choses le positif Je ressens et accepte facilement mes sentiments et émotions* ».

- **F15 les genoux**

  « *Je m'autorise à donner et recevoir l'amour librement. Je porte la responsabilité de toutes les situations. Je pardonne et me pardonne* ».

- **F16 les chevilles**

  « *Je suis émerveillé devant la splendeur de l'univers. Je m'apprécie et j'apprécie les autres.* ».

- **F17 les pieds**

  « *Je suis Harmonie. Tout ce qui m'arrive est pour mon plus grand bien Je suis à la bonne place, au bon moment* ».

Avec ces messages, vous pourriez identifier, dans les histoires vécues, les zones corporelles en manque d'énergie.

ATTESTATION DE PRATICIEN REIKI

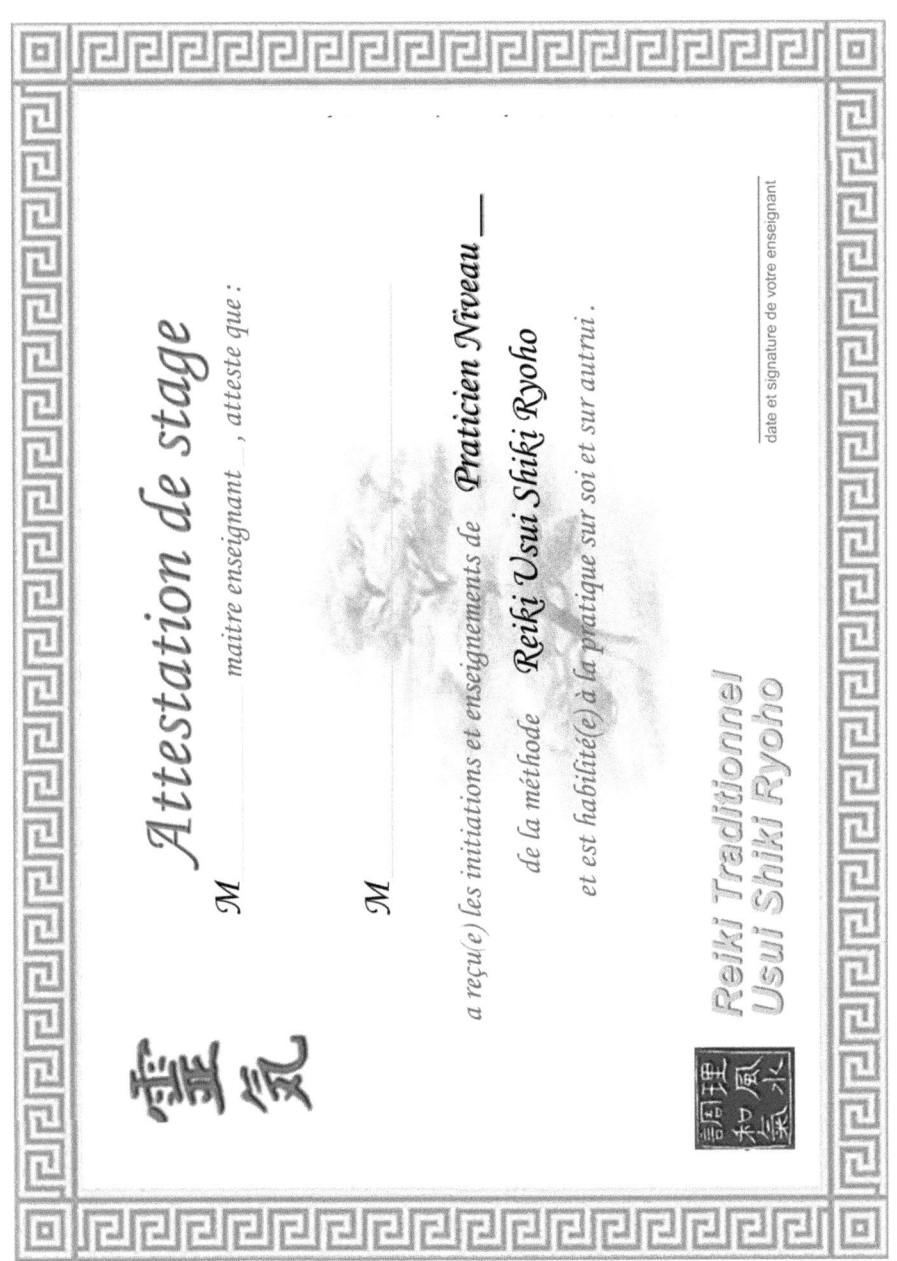

Votre lignée d'intiation

Mikao Usui
Chujiro Hayashi
Hawayo Takata

recopier ici les noms de votre lignée de maîtres sans omettre le votre.

Reiki Traditionnel
Usui Shiki Ryoho

CHARTE DE PRATIQUE REIKI

En tant que praticien, je m'engage à respecter ce qui suit.

1) Les 5 principes constituent un guide de conduite au quotidien.

2) Je continue à travailler sur mon évolution et ma guérison à tous les niveaux, et à vivre de plus en plus dans l'esprit du REIKI.

3) Je collabore d'une manière harmonieuse avec tous les praticiens, quelle que soient leur lignées.

4) J'encourage toute personne à suivre sa guidance intérieure, dans le choix du praticien ou de l'enseignant.

5) Toujours pratiquer une publicité honnête et juste sur le REIKI, sa nature, son potentiel, ses limites, et les types de séances proposées.

6) Ne jamais émettre de diagnostic, ni prescrire ou modifier le traitement médical du médecin traitant, et engager la personne à respecter son traitement prescrit.

7) Respecter l'intégrité du corps et de l'esprit de la personne.

8) Garder confidentiel les sujets abordés dans la séance.

9) Travailler toujours avec Respect, Conscience et Amour.

Si cet engagement moral vous convient, signez-le avec l'énergie du cœur.

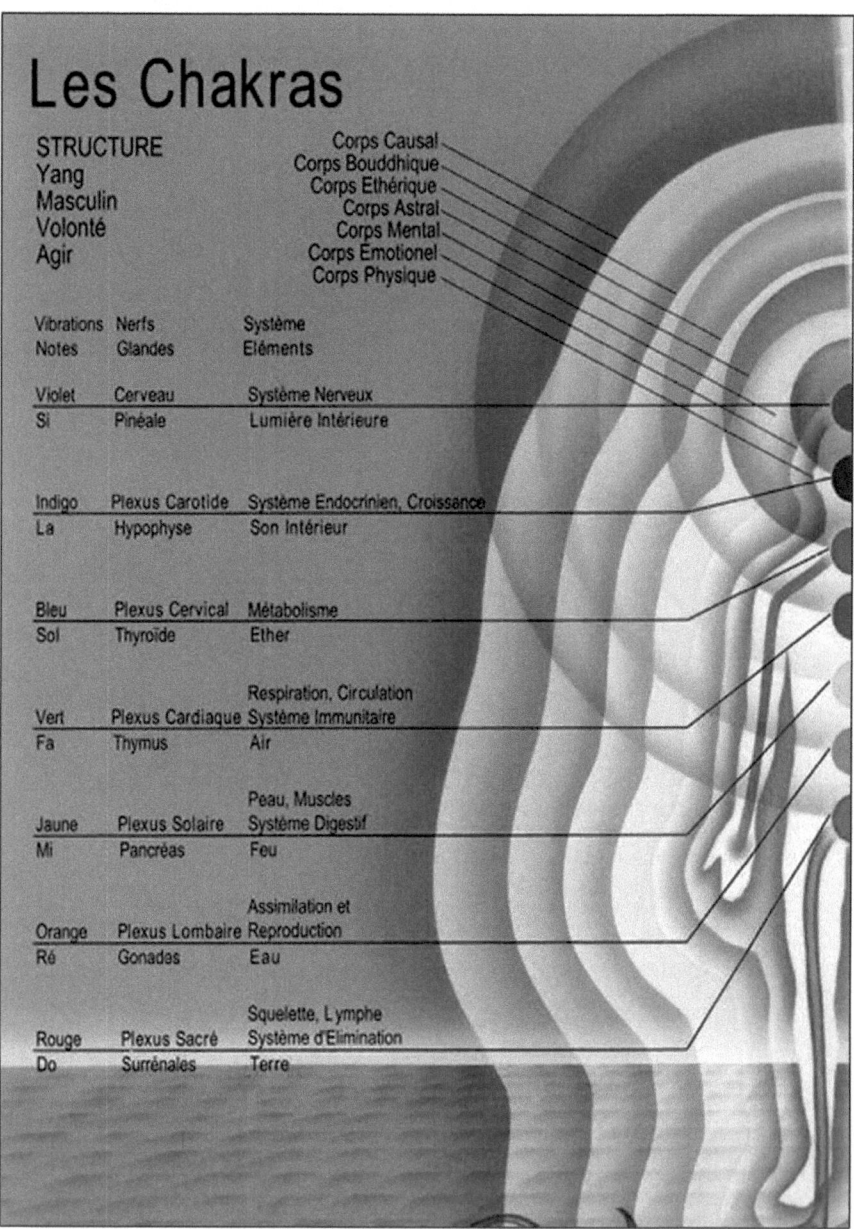

The Body Mirror System   Martin Brofman 1988

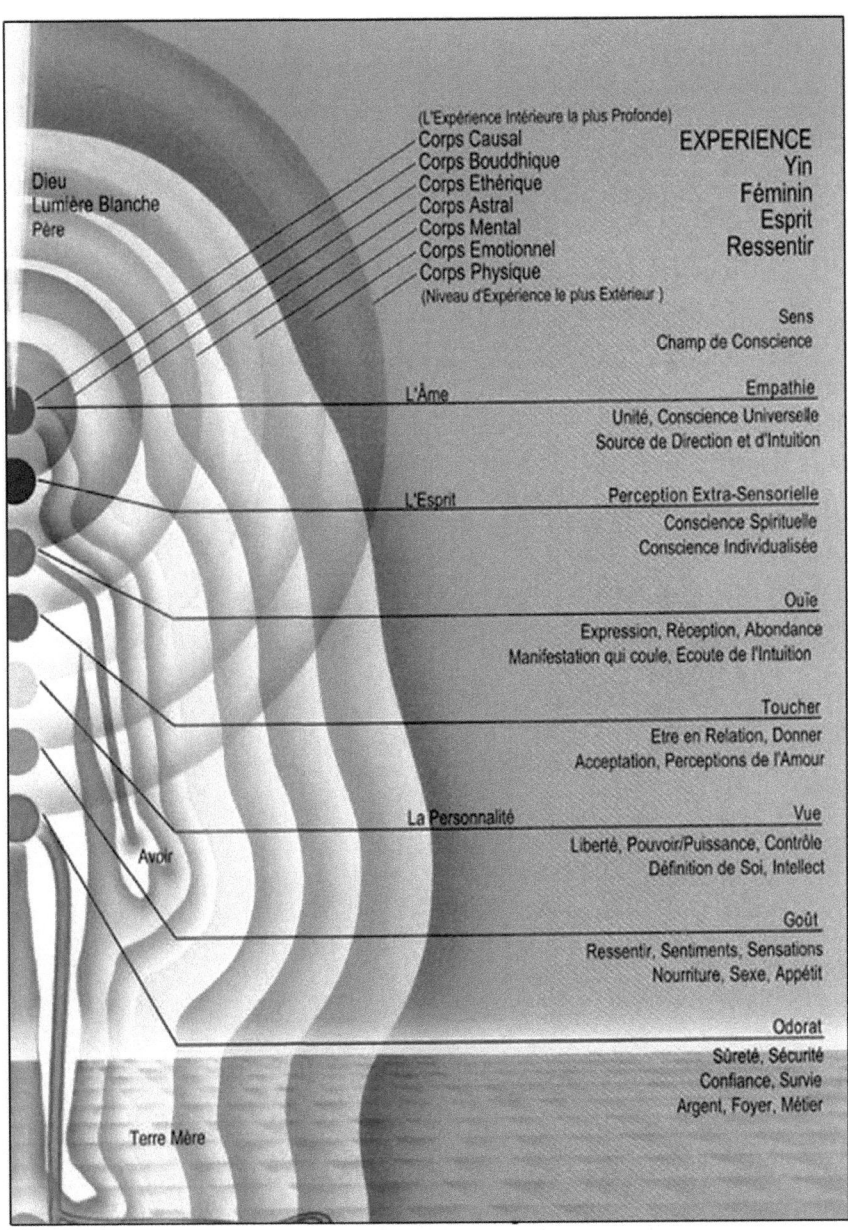

(L'Expérience Intérieure la plus Profonde)
Corps Causal — EXPERIENCE
Corps Bouddhique — Yin
Corps Ethérique — Féminin
Corps Astral — Esprit
Corps Mental — Ressentir
Corps Emotionnel
Corps Physique
(Niveau d'Expérience le plus Extérieur)

Dieu
Lumière Blanche
Père

Sens
Champ de Conscience

L'Âme — Empathie
Unité, Conscience Universelle
Source de Direction et d'Intuition

L'Esprit — Perception Extra-Sensorielle
Conscience Spirituelle
Conscience Individualisée

Ouïe
Expression, Réception, Abondance
Manifestation qui coule, Ecoute de l'Intuition

Toucher
Etre en Relation, Donner
Acceptation, Perceptions de l'Amour

La Personnalité — Vue
Liberté, Pouvoir/Puissance, Contrôle
Définition de Soi, Intellect

Avoir

Goût
Ressentir, Sentiments, Sensations
Nourriture, Sexe, Appétit

Odorat
Sûreté, Sécurité
Confiance, Survie
Argent, Foyer, Métier

Terre Mère

Avec l'aimable autorisation de The Brofman Foundation for advancement of Healing
www.healer.ch

73

IDEES DE LECTURE

Il existe aujourd'hui un grand nombre de livres sur le Reiki. Suivez votre intuition, voici ceux qui m'ont fait progresser.

- REIKI healing touch *W.Lee Rand*, éd Visions Publications 1995
- Feu de REIKI *F. Arjava Petter* éd Niando 1999
- Reiki Essentiel *Diane Stein* éd Guy Trédaniel 1998
- La Quintessence du REIKI *Collectif* éd Niando 2002
- REIKI, la voie des 5 principes *Anne-Marie FIS.*, éd Recto-verso 1998

En complément et en ouverture sur votre pratique, quelques ouvrages à ne pas manquer

- Ton corps dit : Aime-toi ! *Lise Bourbeau* éd ETC 2012
- Tout peut être guéri, *Sir Martin Brofman* éd Indigo-Montangero 2005
- La prophétie des Andes, *James Redfield* éd J'ai lu 2006
- Vivez dans la lumière, *Shakti Gawain* éd J'ai lu 2007
- La spiritualité du corps, *A. Lewen* éd Dangles 1999
- La symbolique du corps humain, *Annick de Souzenelle* éd Albin Michel 1997
- Le yoga de la parole, *Yogi Babacar Khâne* éd Editions de l'étoile 1975
- A mi-chemin du sommet, *Mariana Caplan* éd Altess 2002

Vous pouvez visiter sur internet :

- La fédération de Reiki Usui, *http://www.reiki-usui.org*
- Mon site d'enseignement, *http://stagereiki.free.fr/*

CITATIONS

(1) Extrait du « yoga de la parole »,
   Yogi Babacar Khâne éd Ed de l'étoile 1975

(2) Traduction de *Lama DetchenKunzang Trinley*,
   d'un article de presse japonaise de 1928,
   Sunday mainichi sur le Reiki par *S. Matsui*

(3) Citation de *C.G Jung*, extraite du
   « Commentaire sur le mystère de la fleur d'or »,
   éd Albin Michel 1994

(4) Citation de *Sogyal Rinpoché*, du
   « Bardo Thödol », éd Albin Michel 2005.

ILLUSTRATIONS

Couverture,
Infographie, *Bruno Brunetti*
The Body-mirror, p61, 72, 73, *The Martin Brofman foundation for health*

Table des matières

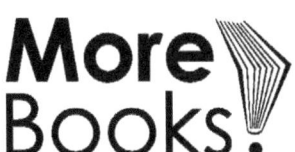

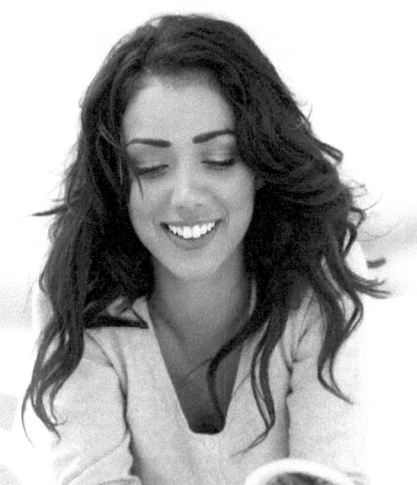

Oui, je veux morebooks!

I **want** morebooks!

Buy your books fast and straightforward online - at one of the world's fastest growing online book stores! Environmentally sound due to Print-on-Demand technologies.

Buy your books online at

www.get-morebooks.com

Achetez vos livres en ligne, vite et bien, sur l'une des librairies en ligne les plus performantes au monde!
En protégeant nos ressources et notre environnement grâce à l'impression à la demande.

La librairié en ligne pour acheter plus vite

www.morebooks.fr

OmniScriptum Marketing DEU GmbH
Heinrich-Böcking-Str. 6-8
D - 66121 Saarbrücken
Telefax: +49 681 93 81 567-9

info@omniscriptum.com
www.omniscriptum.com

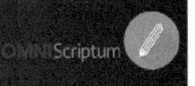

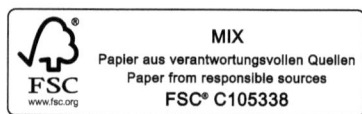

Printed by Books on Demand GmbH, Norderstedt / Germany